CONGRÈS DES SOCIÉTÉS SAVANTES DE LA SORBONNE
Session de Juin 1892
SOUS-SECTION DE MÉDECINE
M. LEROY DE MÉRICOURT, Membre de l'Académie de Médecine, Président

L'Hygiène publique en France et à l'Étranger

VARIOLE & VACCINE

PAR LE

Dr L. BERGEON

EX-PROFESSEUR SUPPLÉANT A L'ÉCOLE DE MÉDECINE DE LYON

PARIS
GRANDE IMPRIMERIE
Rue du Croissant, 19

1892

VARIOLE ET VACCINE

PAR LE

Dr L. BERGEON

EX-PROFESSEUR SUPPLÉANT A L'ÉCOLE DE MÉDECINE DE LYON

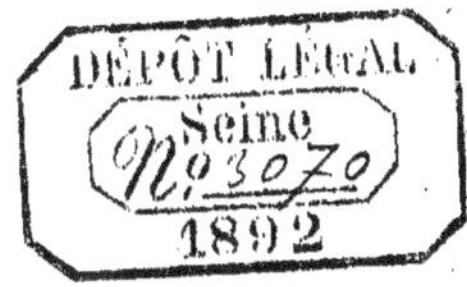

L'obligation de la Vaccine — Question de voies et moyens

S'il est, en médecine publique, une question tranchée, vidée, hors de débat, c'est celle de la vaccination obligatoire.

J'ouvre le remarquable rapport de M. Henri Monod, directeur de l'Assistance et de l'Hygiène publique sur les mesures sanitaires adoptées en Angleterre depuis 1875 et leurs résultats, et j'y constate (p. 18), que la mortalité par variole est descendue, en 1889, au chiffre de 0,01 par 10,000 habitants du Royaume-Uni. Soit, approximativement, **un millionième** pour l'ensemble; à Londres, cette proportion s'est abaissée à **un quart de millionième.**

Tel est le résultat de la vaccination obligatoire en Angleterre.

En Allemagne, elle ne figure plus que pour mémoire (Monod, *Loc. cit.* p. 29). Partout où la vaccination obligatoire a prévalu, le résultat est sensiblement le même. On peut donc dire, sans forcer l'expression, que l'obligation de la vaccine est adéquate à l'extinction du fléau de la variole.

Pourquoi la France fait-elle donc encore partie avec l'Espagne et l'Italie, du très petit nombre d'Etats où cette obligation tutélaire n'a pu se faire inscrire dans la loi ? C'est là un point d'interrogation dont la persistance est aussi pénible pour le patriote que pour le médecin. Qu'il me soit permis de dire en peu de mots les raisons pour lesquelles je m'attache avec persistance à la solution de cette question.

Pendant la guerre, surtout dans la lutte suprême de la Défense Nationale, nos malheureux soldats furent décimés par la variole et par la varioloide, dont ils infectèrent les populations ambiantes. L'épidémie moissonna un nombre effroyable de victimes. Attaché à la 1re division d'infanterie du 15e corps de l'armée de la Loire, je fus témoin de ces hécatombes lamentables et sans gloire!

Au camp d'Argent, les varioleux étaient en nombre tel que nous fûmes obligés d'établir à Aubigny (Cher) et dans plusieurs autres localités environnantes des ambulances spéciales de varioleux où venaient mourir des mobiles, nous affirmant qu'ils n'avaient jamais été vaccinés. Dans plusieurs départements envahis, notamment à Orléans, on avait hôpitalisé ensemble les soldats français et les soldats allemands, couchés sous le même toit, soumis au même régime, respirant le même air. Mais ceux-ci demeuraient indemnes de la contagion variolique à côté de ceux-là — les nôtres! — lui payant un large tribut.

Fin novembre 1870, au moment de la reprise d'Orléans, je fus particulièrement frappé de ce fait : Un des principaux chefs sanitaires de l'armée allemande, m'avait requis pour soigner à côté de nos varioleux des blessés allemands. Comme je lui représentais que la salle dans laquelle il installait en hâte ses blessés, les plaçant côte à côte avec une population de varioleux affectés de la façon la plus grave, était depuis longtemps un foyer de contagion. *Le soldat allemand ne prend pas la petite vérole lui!* me répondit-il.

Or l'événement me démontra qu'il avait raison. Il n'est mort de variole pendant toute la guerre Franco-Allemande qu'une dizaine de soldats allemands tandis qu'il y a eu plus de vingt mille soldats français tués par cette maladie.

C'est qu'en Allemagne, la loi avait prescrit des mesures énergiques pour assurer non-seulement la vaccination, mais aussi les revaccinations!... Jamais, je l'affirme, l'axiome du poète latin : *fas et ab hoste doceri* ne se présenta à ma mémoire avec un à propos plus douloureusement décisif.

Aussi quand vingt mois plus tard, en septembre 1872, la quatrième session du Congrès médical de France se réunit à Lyon, fus-je heureux de voir que les membres de la commission d'organisation, avaient inscrit au programme, parmi les questions à étudier, celles des mesures de police sanitaire propres à propager la vaccine. Frappé du peu de résultats obtenus jusqu'alors par les discussions académiques et par les efforts des Sociétés Départementales et locales de vaccine, par les encouragements de l'administration et le dévouement infatigable des médecins vaccinateurs, persuadé que la lutte engagée sur ce terrain contre l'ignorance, l'indifférence, l'inertie, les préjugés populaires pouvait prolonger indéfiniment un sacrifice inutile de vies humaines et la menace toujours suspendue sur nos têtes d'un péril dont nous venions de mesurer et même d'épuiser hélas ! toutes les funestes conséquences, — je me rangeais résolument parmi les partisans de la vaccination obligatoire.

Ayant étudié la question avec les documents français et allemands, j'avais reconnu qne c'est là seulement une question pratique, une question de voies et moyens. Or j'eus l'honneur de soumettre au Congrès, qui l'approuva à l'unanimité, moins trois voix, mon projet de réglementation *ad hoc*, projet d'une application facile, immédiatement réalisable et n'entraînant aucuns frais. Je l'avais rédigé sous forme d'articles : Le voici tel qu'il se trouve dans le compte rendu du *Congrès Médical de France* IVe session tenue à Lyon le 20 septembre 1872. (Paris. Lecrosnier éditeur, p. 108).

Article premier. — La vaccination est obligatoire pour tous les enfants qui naissent sur le territoire de la République Française.

Art. 2. — Il est accordé au père de famille un délai d'un an à partir du jour de la naissance, pour satisfaire à l'obligation.

Art. 3. — Au moment de la déclaration de naissance, il sera délivré un certificat provisoire, valable pour un an seulement, et qui sera remplacé par un certificat définitif portant une case spécialement affectée à la constatation et à la date de la vaccination.

Art. 4. — *Ce certificat de naissance sera le seul valable dans les actes ultérieurs de l'état civil.*

Art. 5. — Deux fois par an, au printemps et à l'automne, c'est-à-dire pendant les mois de février, mars, avril, mai, septembre, octobre et novembre, sauf modifications apportées, suivant les régions par les autorités locales, il sera procédé tous les dimanches aux vaccinations.

Art. 6. — Ces vaccinations, entièrement gratuites, seront pratiquées dans chaque commune et dans les villes, à chaque mairie, par un médecin nommé à cet effet. Mais le certificat de vaccination ne sera délivré par le médecin que le dimanche suivant, et seulement dans les cas où l'opération aura réussi.

Art. 7. — Le père de famille qui, sans excuse valable, n'aura pas, dans le délai voulu, obtempéré à cette obligation, sera poursuivi et passible d'une répression.

Cette réglementation par le certificat de naissance se trouve inscrite d'une manière presque identique dans la loi promulguée le 8 avril 1874 pour les Etats qui venaient de constituer l'empire allemand.

Vingt ans se sont écoulés depuis que le Congrès médical de France a approuvé les conclusions que je lui présentais.

Or, depuis vingt ans, qu'avons-nous obtenu? En 1876-77, il mourait encore de la variole près de 1.000 soldats sur 400.000 présents sous les drapeaux et en 1889 il y a eu encore plus de six mille décès dans la population civile. Sous le coup de l'effroyable épidémie variolique de 1870-71, sous l'oppression causée par l'aggravation odieuse qu'elle apporta à nos désastres militaires, on fut un instant chez nous tout feu tout flamme pour la vaccine. Mais petit à petit l'indifférence, l'inertie, les vieux préjugés ont repris leur empire. N'est-il pas avéré qu'hier, un foyer de contagion variolique faisait explosion dans les Pyrénées-Orientales et tuait 11 varioleux dont 9 n'avaient jamais été vaccinés?

De tels faits sont pour un grand pays à la fois une menace et un affront.

Le temps est enfin venu d'en finir, en France, avec une situation aussi peu digne que peu sûre.

La vaccination et la revaccination obligatoires s'imposent.

Permettez-moi de citer encore M. Monod, dont la publication devrait se trouver entre les mains de tous ceux qui ont charge de la santé publique :

La revaccination entre de plus en plus dans les mœurs (en Angleterre).

Les conseils incessants des inspecteurs sanitaires, la publication des résultats acquis, en répandent la pratique. L'épidémie de variole de 1871-72, qui a fait plus de 42.000 victimes, a produit certains résultats salutaires. Comme cette épidémie a surtout frappé des adultes, elle a fait pénétrer assez avant dans l'opinion l'idée de l'utilité de la revaccination. Tel individu qui, naguère, eût refusé de laisser vacciner ses enfants, est le premier, aujourd'hui, à demander qu'on le revaccine lui-même.

La revaccination produira, sans doute, en Angleterre, le même effet qu'en Allemagne, où la variole ne figure plus dans les statistiques que pour mémoire.

En 1889, à Londres, sur une population de près de 4 millions et demi d'habitants, il y a eu **un** décès par variole. (1).

Soyons bien persuadés que cette obligation tutélaire ne rencontrera pas de résistance sérieuse du moment qu'elle sera inscrite dans la loi. Il me suffirait d'invoquer pour garant de cette conviction, la déférence et l'empressement avec lesquels des populations, d'un tempérament cependant passablement indépendant, celles de la ville de Lyon et des communes du Département du Rhône, obtempèrent à des prescriptions d'hygiène publique dues à l'initiative de M. le Dr Gailleton, maire de Lyon et de M. Cambon, préfet du département. Ces prescriptions qui, pour quelques-uns, pourront sembler avoir des allures draconniennes, ont été affichées sur les murs de la ville de Lyon et des communes rurales du Rhône.

Quant à l'accueil qu'elles ont reçu, voici ce qu'en écrivait, en novembre dernier, notre confrère le Maire de Lyon à M. le docteur A...., rédacteur politique du *Petit Journal* :

L'arrêté n'a soulevé aucune opposition. Les premiers jours, quelques critiques se sont élevées, prétendant qu'on attentait à la liberté individuelle. J'ai saisi alors la Société de médecine de la question, et, grâce à sa haute autorité, toute polémique a cessé. L'arrêté fonctionne donc régulièrement, tout n'est cependant

(1). Monod, « Les Mesures sanitaires en Angleterre et leurs résultats », Paris 1891.

pas parfait, car nous rencontrons souvent de l'**inertie** due principalement à l'ignorance des intéressés, **mais de résistance aucune.**

Quand à la légalité de l'arrêté, nous avons visé la loi municipale, qui donne au maire toute autorité pour préserver la population des maladies épidémiques; nous n'avons pas eu de poursuites pour refus d'obéissance. Dans quelques écoles libres ou pensionnats, il a suffi de rappeler aux directeurs et chefs d'institution, qu'ils seraient l'ohjet de mesures disciplinaires en cas d'infraction.

Ainsi, voilà deux hauts administrateurs de la ville de Lyon qui, en présence de cas trop nombreux de maladies contagieuses ont pu, de leur initiative privée, *et en toute légalité*, combattre la marche du fléau.

N'y a-t-il pas là un enseignement péremptoire et ne serait-il pas temps d'en finir?

N'y a-t-il pas aussi la démonstration qu'une loi, toujours longue à élaborer, (1) pourrait se remplacer, momentanément du moins, par un règlement d'administration publique pour trancher enfin cette désolante et éternelle question de la variole.

---

(1) En 1878, M. le Dr Liouville, député de la Meuse, a déposé un projet de loi sur la vaccination obligatoire, projet qui fut adopté en première lecture par la Chambre mais la fin de la legislature arriva avant la fin de la discussion.

M. Constans a aussi déposé un projet de loi le 3 décembre 1891 pour la protection de la santé publique; dans ce projet qui n'a pas moins de cent pages, deux sont consacrées à la variole et à la vaccination obligatoire. Je trouve en effet page 21, article 8 :

« La vaccination anti-variolique est obligatoire au cours de la pre-« mière année de la vie; la revaccination au cours de la dixième et de la « vingt-et-unième année. »

« Les parents et tuteurs sont tenus personnellement de l'exécution de « la dite mesure. «

La variole, dit M. Constans, cause chaque année en France, un nombre élevé de décès. Les données statistiques actuelles ne permettent pas d'en établir le chiffre pour toute la France; elles en laissent du moins pressentir l'importance. M. Constans cite quelques exemples : « Marseille, 2.972 décès en 5 ans, de 1886 à 1890; Brest, pendant la même période, 465; à côté, je relève, *page 54*, la **note** suivante :

Dans l'armée prussienne, la vaccination est obligatoire depuis le 16 juin 1834; en 34, le chiffre des décès tombe de 28,1 à 3,7 et continue de décroître pour arriver en 1874 à 0,4. — La conclusion du rapport page 55, est la suivante :

Le parlement hésitera d'autant moins à consacrer ces dispositions que déjà la Chambre des députés avait adopté en première lecture le 7 mars 1881 une proposition de loi de M. Henry Liouville, tendant à rendre la vaccination obligatoire.

Toutefois, le meilleur règlement d'administration comme la meilleure loi ne valent que par la manière dont ils sont appliqués. En voici la preuve frappante, que je tire d'un ouvrage faisant autorité, la *Statistique démographique et médicale*, du Dr Janssens (de Bruxelles) :

En 1887 et 1888, la vaccination obligatoire a fourni, en Suède, en Norwège et en Danemark le résultat de *zéro décès* par variole ; en Allemagne, de 1,8 puis de 0,8 par millier d'habitants.

Mais, en Angleterre, pendant ces deux mêmes années, l'obligation de la vaccine n'empêcha pas quelques centres populeux et notamment la grande cité manufacturière de Sheffield de fournir un contingent de décès varioliques tellement hors de rapport avec la moyenne de Londres et du reste du Royaume, qu'on ne put faire autrement que de l'attribuer au laisser-aller des magistrats chargés de faire observer la loi sur la vaccine.

Mais on sut mettre ordre sans hésitation à un tel état de choses et faire appliquer consciencieusement la loi. Aussi, immédiatement après une proportion de décès varioliques de 0,36 par dix mille habitants pour 1888, voyons-nous figurer au tableau de M. Monod, la proportion *trente-cinq fois* moindre de 0,01 pour 1889 !

CONCLUSIONS

Puisqu'il est démontré que, malgré les efforts faits en France par l'Académie de médecine, les sociétés départementales, l'administration, etc., la mortalité par variole dépasse encore le chiffre de plusieurs milliers chaque année (six mille d'après le *Lyon médical*) ;

Que des foyers de contagion variolique éclatent incessamment sur divers points du territoire ;

Que d'autre part la mortalité variolique est nulle ou presque nulle dans les pays où les règlements sur la vaccination et revaccination obligatoire existent et sont rigoureusement observés ;

Puisqu'il est démontré que la loi municipale existante arme

suffisamment les maires contre la propagation des maladies contagieuses;

Il est du devoir de l'Autorité de décréter la vaccination et la revaccination obligatoires et de prendre toutes les mesures nécessaires pour que l'exécution en soit immédiatement et sérieusement appliquée.

Nous nous plaisons à espérer que M. le Ministre de l'Intérieur partagera cet avis.

Nous espérons aussi que MM. les membres de la Commission parlementaire d'hygiène publique voudront bien inviter M. le Ministre de l'Intérieur à présenter, en ce qui concerne la vaccine, un projet moins sommaire que celui de son prédécesseur.

Grâce à l'obligeance de M. le Dr Samuel, l'un des médecins les plus distingués de Mulhouse, j'ai pu me procurer le texte de la loi allemande de 1874, elle contient nombre de dispositions dont on peut profiter; j'insiste tout particulièrement sur l'utilisation de l'acte de naissance, notamment sur l'article 3 de mon projet de règlement.

Enfin le projet Constans passe sous silence les voies et moyens de propagation de la vaccine. Décréter la vaccination obligatoire, c'est très bien, mais encore faut-il rendre la chose possible et même aisée; pour cela, il est indispensable de créer dans les principaux centres des instituts vaccinogènes comme celui qui fonctionne à Lyon, et qui rend de si grands services dans la région.

Enfin il y a lieu d'établir une technique réglementaire pour l'opération de la vaccine, de manière qu'elle puisse être pratiquée sans danger par les mains les plus inexpérimentées.

Nous avons en France toutes les ressources nécessaires pour atteindre pleinement et immédiatement le but. La bonne volonté du corps médical lui est acquise; celle des autorités locales peut dès maintenant se préjuger... Mais ces bonnes volontés sont condamnées à l'impuissance faute d'une **volonté** supérieure, celle des Pouvoirs publics.

C'est d'eux seuls que dépend l'extinction radicale du fléau de la variole.

Paris. — Grande Imprimerie. — Gardanne.

www.ingramcontent.com/pod-product-compliance
Lightning Source LLC
LaVergne TN
LVHW012019170826
845678LV00004BA/1573

* 9 7 8 2 3 2 9 6 1 8 8 5 2 *